AF422725

Maria Letizia Borgia

Già non mi piacevate prima

sentiero irriverente guidato
per chi non si riconosce
nella realtà che vive

Ω

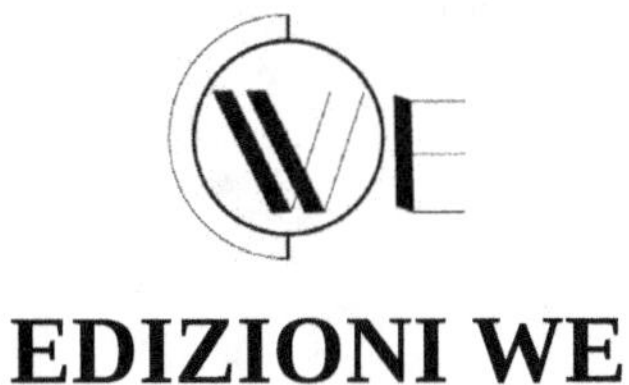

EDIZIONI WE

Prima edizione dicembre 2021
Prima ristampa dicembre 2022
Seconda edizione 2025 Edizioni WE
immagini su licenza

ISBN 979-12-5497-205-2

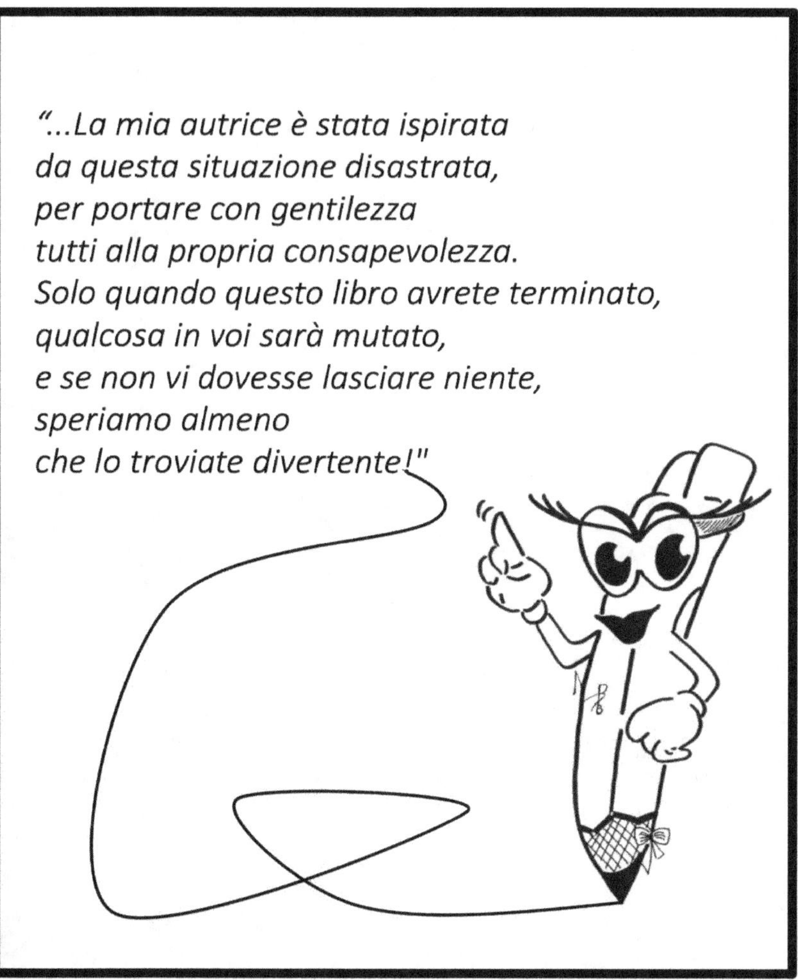

collana I QUADERNI di M.A.T.A.
Mettici Azioni Talenti Attitudini
officine di sogni che diventano realtà

dedicato a chi cerca la propria strada
e desidera non fermarsi all'apparenza

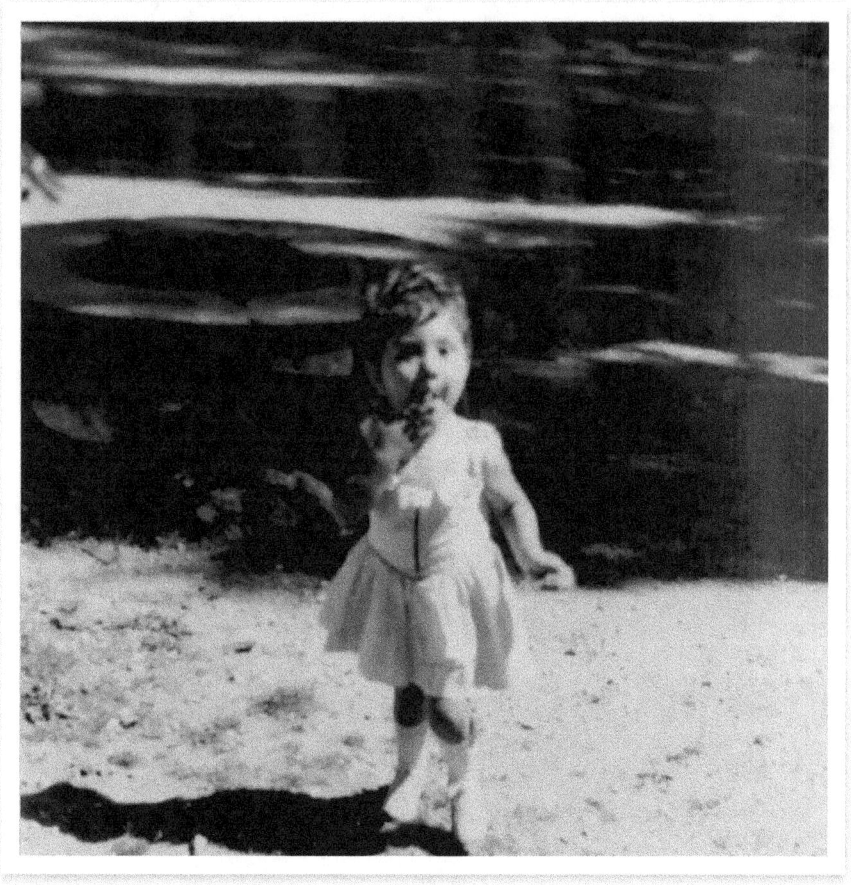

persero tutti il lume della ragione
furono costretti ad accendersi gli uni con gli altri affinché,
grazie alle fiamme ottenute dalle loro reazioni,
la vita potesse sembrare meno buia

settembre 2021... anni scuri...

MARIA LETIZIA BORGIA

GIÀ NON MI PIACEVATE PRIMA

PREMESSA

Dopo aver tanto viaggiato, osservato, scrutato, finalmente l'illuminazione!

Tutto ciò che ho cercato, scoperto, rivelato, serviva a ME!

A proteggermi, a tutelare la mia unicità, a salvare quel "dato" univoco che, dalla mia nascita, ho sentito significativo.

Tolti tutti gli orpelli, dunque, al nudo di ogni svolta, scelta, progetto riuscito o fallito, ciò che rimane è solo ed esclusivamente ME.

Sono nata già "stupìta" da una realtà in cui con fatica ho cercato di calarmi, con scarsi risultati però.

Sì, per carità, mica sono qui a negare che non abbia avuto successi e soddisfazioni ... tutt'altro.

Parlo di altri tipi di risultati, parlo di APPARTENENZA, di ADEGUATEZZA.

Mi sono sempre sentita un "pesce su una bicicletta" (cit.), costretta a fare, dentro una serie infinita di costrizioni e di "si è sempre fatto così".

Poi a salvarmi sono corsi tutti i miei talenti ed essi mi hanno aperto un'altra via, una vera e propria "altra dimensione".

È lì che ho trovato tutte le conoscenze che hanno dato vita al mio sistema.

MLBsystem® Methodic Logic Bargain, campionato su oltre 27.000 casi nel mondo, con riconoscimento di metodo e sistema scientifico, per quel che conta... ma di questo racconterò in un'altra storia... forse.

Qui io voglio raccontare il disagio di aver vissuto così.

Voglio mettere il dito nella piaga di sentirsi e forse esserlo davvero, diversi.

Si parla tanto di diversità, ma ancora è solo superficie.

La diversità è nella UNICITÀ.

Il coraggio di mantenerla, di non farla violare da nessuno, di non farla deturpare, sporcare, barattare con niente di più "conveniente", è la vera sfida che si decide di accettare vivendo. Rimanendo qui, perseguendo una "strana" rettitudine, un equilibrio sempre in procinto di frantumarsi[1].

E come si fa? Bella domanda!?

Se tu che leggi hai provato in parte o tutto di questo che hai letto, il sentiero ti appartiene.

Diversamente, prendi questo libro e passalo a qualcun altro, non andare avanti con la lettura, sprecheresti tempo.

Come dici? Oramai lo hai acquistato?

E pazienza, farai felice davvero qualcuno. Pensa a quanti altri soldi hai buttato inutilmente fin qui, almeno con questo gesto provi a riscattare parte delle sciocchezze fatte fin qui.

Volere essere ciò che non si è, nuoce gravemente alla salute.

Emulare, somigliare, imitare, sono veri e propri FURTI!

Restituisci un po' di quello che hai preso impropriamente.

Se invece anche tu hai davvero provato almeno una volta il desiderio di "tornare a casa" senza riuscire mai a trovarla davvero, allora sei nel posto giusto, buona lettura.

Perdonerai il mio senso dell'ironia e il modo un po' scanzonato di raccontarti scoperte complessissime.

Enjoy it

---

[1] Il funzionamento meccanico del COMPORTAMENTO come sede delle REAZIONI e delle maschere della personalità, è tra i principali interessi di MLBsystem®, che ne ha tratto strumenti di riorganizzazione e gestione sia personale che aziendale.

CAPITOLO I
DIMMI CHI SEI!

Sapere *chi è* chi incontriamo, è la prima azione necessaria per proteggersi.

Per comprendere meglio il da farsi, simuliamo scenari possibili di atterraggio su questo pianeta.

Immaginiamo di essere una "navicella spaziale". Dopo un lungo viaggio, scegliamo (o siamo costretti) di scendere e quindi posarci, su un pianeta. L'arrivo potrebbe essere "simile" ad una NASCITA! Per questo luogo saremmo dei NEONATI, nuovi a quella realtà. Quindi, prendiamo in prestito il concetto di nascita e proseguiamo. Cosa potrebbe accadere? Seguimi e simuliamo le opzioni.

SCENARIO UNO: sei in un pianeta sconosciuto, **non riconosci nessuno**. Ti viene da piangere subito (i vagiti terrificanti di neonati appena usciti dalla placenta potrebbero confermarci questa tesi). Anzi vivi proprio disperazione e desolazione.

P.S.: Desolazione vuol dire senza suolo, senza patria ... *così per dire.* Non puoi tornare indietro, unica via possibile è rimanere e non farti sopraffare. Per fare questo occorre SUBITO conoscere chi incontrerai, quindi avere uno strumento velocissimo di identificazione.

SCENARIO DUE: conosci già questo pianeta, stai ripetendo una lezione che non hai ben compreso ... che ~~palle~~! Un'altra volta qui! Per velocizzare i passaggi e non ricadere sempre nelle stesse dinamiche occorre SUBITO conoscere chi incontrerai, quindi avere uno strumento velocissimo di identificazione.

SCENARIO TRE: ^(come se i primi due non fossero già abbastanza): sei qui per dire a tutti quelli che abitano questo pianeta, che a breve lo chiuderanno per esaurimento di investimenti e perché è risultato fallimentare.

Hai poco tempo e, che ~~palle~~ uff, devi pure ricominciare il ciclo vitale da capo (pannolini, denti che spuntano, camminare, la patente, la maggiore età ...mamma che ~~palle~~ davvero).
Non importa se conosci o no questo pianeta, non è questo il punto.
HAI POCO TEMPO, questo è l'unica verità che ti preme, devi mettere tutti in salvo... ah no, non proprio tutti, e allora CHI?
Urge SUBITO SUBITISSIMO uno strumento di identificazione.

Insomma, con le tante discipline e arti visibili e "non", per sapere in anticipo cosa ne sarà di te insieme all'altro o altre che stai per incontrare, ti ci mancavo proprio io!
Sì sì, proprio io che così dal nulla decido di creare una sistema ed un metodo che, alla fine, fornisce una specie di libretto di istruzioni, con il quale è possibile SUBITO identificare se stessi (prima di tutto) e chi si incontra.

MLBsystem® ha dimostrato, purtroppo, che può essere "semplice" capire l'altro uscendo da giudizi personali ed interpretazioni soggettive, ma che è ancor più entusiasmante capire se stessi nella relazione con l'altro. La dinamica e come leggerla in fase predittiva, è tra le sue maggiori scoperte.
Grazie a questo troverai l'anima gemella?
Ti riappacificherai con chi credevi "nemico"?
Eviterai di fallire?
Raggiungerai +20% di fatturato (in un anno considerato di crisi?)
Me ne scuso in anticipo, non era questo il mio intento. So che saprai perdonarmi.

Sappi che io, ho fatto tutto questo solo per uscire indenne da questo pianeta, riconoscere tutti e capire subito con chi avere a che fare.
Risparmiare TEMPO, insomma, tutto qui.
Senza stare lì a discutere e litigare con tutti.
Come dici? Questo porta a diminuire i conflitti? Vero...certo, non era proprio nei miei piani... ;-)

Tutti, *già non mi piacevate prima*. Poco mi importava fare smetter di litigare tutti e ridurre il rischio di estinzione. Ho creato un effetto collaterale!

Forse sarebbe stato meglio lasciare che tutti si estinguessero ... ne prendo atto e ti chiedo perdono per tutte queste spiacevoli conseguenze!

Però oramai ci sono che faccio? Lascio a metà?
Non posso, perdonami! Voglio uscire da questo pianeta senza il rischio di doverci tornare e quindi devo lasciare ogni atto compiuto, altrimenti, mi ritrovo in uno dei **TRE SCENARI POSSIBILI** ... per carità!!!

Quindi, tu che leggi ed hai deciso arditamente di procedere, àrmati di carta e penna e così ti do due dritte *veloci veloci* per capire CHI SEI e dunque CHI È la persona che incontri.

Partiamo dalle macro REAZIONI che hai o avrai, durante l'incontro o in procinto di farne uno. Esse sono già ... COMUNICAZIONE. Eh già. Lo sono sì sì. Stai già trasmettendo qualcosa di te all'altro anche se non te ne accorgi. E mica esiste solo il verbale. Ti piacerebbe. Invece no, la COMUNICAZIONE si espande in almeno cinque DIMENSIONI[2], 5D, ma questo puoi approfondirlo, se vuoi, più avanti. Ora torna con me sulle macro REAZIONI: MI PIACE, NON MI PIACE, NON LO RICONOSCO. Queste sono importantissime per gestire ogni incontro che fai e farai.

PRIMA macro REAZIONE

NON VEDI l'ora di fare questo incontro e TI PIACE l'idea di incontrare quella/e persona/e?

---

[2]   Vedi capitolo CONTENUTI SPECIALI

IN TE ci sono esattamente parti come quelle che vedi in lei/loro.

In che senso? Nel senso che lì, in quella dinamica, che tu ne sia consapevole o no, ti riconosci e trovi molte tue parti ma … se ti piacciono già, vuol dire che le conosci e le riconosci in te, le sai già amministrare, usare e far fruttare, nulla di nuovo insomma, solo una esaltazione di vanità.

Se insisti nel frequentare solo questa tipologia di persone, non cresci. Alimenti solo la tua vanità ed ego, appunto, e non trovi nulla di nuovo. Con il tempo, esattamente queste persone, ti annoieranno e, non troverai più stimoli per stare con loro.

SECONDA macro REAZIONE

TI PESA MOLTO e NON TI PIACE l'idea di incontrare quella/e persona/e? Non lo fai volentieri insomma.

Lo fai con fatica e ti costringi quasi a dover fare questo tipo di incontro … vogliamo dire … per dovere? Ok, sì dai … per dovere.

IN TE ci sono esattamente quelle parti che non ti piacciono di quella/e persona/e. In che senso mi chiedi? Come sopra, lì, che tu ne abbia o no consapevolezza, in quella dinamica, ci sono parti di te che stai giudicando e dunque inibendo. Se le frequenti, le parti di te intendo, trascorrendo del tempo con questo tipo di persone, esse (le parti) ti diverranno familiare e tu potrai amministrarle e governarle proprio come quelle che già conosci e ti piacciono.

Ah, non te lo avevo detto che ci si incontra per riconoscere se stessi?

Ah ok, hai ragione, bene, te lo sto dicendo ora.

CI SI INCONTRA con gli altri, per riconoscere parti si se stessi. Possono essere parti che si conoscono già per consolidarle o parti di cui non si ha minimamente contezza, per iniziare a governarle. Siamo tutti specchio gli uni per gli altri. Figo no?

Hai capito l'origine di tutto questo caos che stiamo vivendo? Ti
sarà sempre più chiaro, vedrai.

Esso è causato da tutte le parti di se stessi che non piacciono o non
si riconoscono.
Esse esistono! Ma poiché sconosciute al proprietario, vagano come
tanti *personaggi in cerca d'autore.*[3]
E poiché nascoste, escono per tradire[4], smascherare, in modo
sempre inopportuno ed impertinente[4.]
Quindi meglio sarebbe averle viste, non credi?

Diversamente diverranno il gancio che altri useranno contro di noi
per farci trovare in difficoltà, per metterci al muro, per usarci, *per
per* ... insomma hai capito dai.
Qui, dunque, c'è una bella novità.

TERZA macro REAZIONE

NON CAPISCI il perché devi proprio incontrare, e NON NE
RICONOSCI il motivo, quella/e persona/e.

IN TE ci sono esattamente quelle parti che non riconosci.
In che senso? AAAAH! Sempre lo stesso no?!
Lì dentro, in quella dinamica, risiedono parti di te che non
riconosci ma ci sono. Non le riconosci perché parti dal
presupposto di non averle, è impossibile tu le abbia, è fuori
discussione che tu possa minimamente poterle avere.
Tu non potrai mai essere come quella/e persona/e. Pregiudizi e
condizionamenti, insomma, tutte rigidità che ti impediscono di
vedere le cose come stanno davvero. Ma la cosa che devi sapere è

---

3   Ringraziamento personale a Pirandello per la citazione che si prende gar-
     batamente in prestito.
4   Tradire (da lat. TRADERE) =tirare fuori; impertinente= non pertinente,
     non adeguato al contesto.

·che, tutte queste parti che tu non riconosci di te, gli altri le usano per se stessi.

Sono tutte quelle mansioni o richieste che ti vengono fatte senza un compenso. E qui sì che c'è del NUOVO VERO. Pensa se trasformassi queste parti da debiti in crediti ... ;-) uuuuuuuuu ...

Quindi chi sei tu in tutto questo?

Sei la *tua persona*, quella che può imparare a gestire tutto questo ed essere protagonista anziché comparsa.

Quella che, con poche mosse, può imparare a capitalizzare tutti gli incontri con gli altri, trasformandoli in opportunità di crescita.

Per fare questo basta un solo, unico gesto: USCIRE DAL GIUDIZIO che hai dell'altro.

Smettere di puntare il dito sull'altro giudicando giusto o sbagliato ciò che fa, a meno che tu di mestiere non faccia il magistrato (nel caso ci si vede in un altro libro!), e iniziare a vedere l'altro come specchio di te.

Capito perché non mi piacevate? Avevo tanto di me da vedere in voi! Nell'umanità intendo.

Tu non hai mai provato questa sensazione?
Se sei qui dentro mi sa di sì e anche più volte.

Poi passa, a me è successo.

Strada facendo ho intrapreso la via dell'indifferenza che non vuol dire "non me ne frega niente"! Tutt'altro, è quella del NON FERIRE. Non lasciarsi ferire e non ferire e questo è possibile solo dopo aver percorsa la strada della non INTERFERENZA. Apprendere l'arte del non interferire è fondamentale.

CAPITOLO II
UN DUE TRE ora tocca a te

Apprendere l'arte del non interferire è fondamentale ...

... quindi si parte da qui per iniziare a fare e fare bene.

Per non essere interferenti, occorre conoscere tutte le proprie potenzialità, talenti, attitudini.

Questo permette di occupare un posto/ruoli adeguati.

Non essere fuori misura.

So quali competenze mi appartengono e dunque so rispondere di me.

Ah, sì, questo vuol dire essere responsabili, e vabbè ... questo è un altro effetto collaterale che dovrò gestire.

La responsabilità[5] nuocerebbe moltissimo all'estinzione di massa che si sta perseguendo. Ci farò più attenzione.

Imparare a non interferire serve principalmente a te, ok?

Stai nel tuo, nel tuo ambito, nella tua direzione, nella tua traccia.

Come dici? Come si definisce un ambito?

Allora vediamo, provo ad essere sintetica.

Parlo di COMPETENZE, ciò che ti compete e sei nella condizione di potere e dovere fare. Per ruolo, per talenti, per attribuzione o per circostanza.

Tutto questo, appartiene alla sfera dell'ESSERE, ciò che sei in quel preciso momento in cui stai vivendo quella esperienza. E muterà con il mutare delle esperienze, delle circostanze e contesti.

I ruoli si susseguono nell'arco del tempo e delle varie realtà che si vivono, sono intercambiabili come degli abiti.

---

[5] Responsabilità = ABILI A RISPONDERE; in grado di rispondere delle proprie azioni.

Ecco sì, AMBITO, potrebbe essere raffigurato da un A(M)BITO. Quel ruolo che indossi lì dove sei in quel momento, e non può essere uno qualsiasi.

Ti faccio qualche esempio dai, così sono certa di farmi capire.

Hai il ruolo di dirigenza, questo ruolo lo eserciti in AMBITO lavorativo; non è che ti metti a dirigere ogni persona che incontri incondizionatamente. Lo eserciti, indossi questo ABITO, solo in quel contesto specifico. Poi torni a casa e lì, sei figlia/o, madre/padre, compagna/compagno/moglie/marito, e anche questi ruoli li eserciti solo lì, in quel contesto. Non vai certo in giro ad essere figlia/figlio di chiunque. Così come non ti verrebbe in mente di essere madre/padre di chiunque … forse.
E figurati se ti verrebbe in mente di essere compagna/compagno/ moglie/marito di chiunque … sì, forse questo potrebbe essere… ;-) daiii, si rideeeee!

Esercitare il ruolo adatto alla circostanza, come indossare un abito adeguato all'occorrenza, è stare nel proprio ambito, ok?

Questo è quanto!

Dentro alla tua traccia ci sono tutti i beni di conforto per vivere e crescere. Se esci da essa, trovi i "pericoli", ovvero tutte quelle situazioni che non sarai in grado di gestire. Che ti si ritorceranno contro, semplicemente perché NON HAI le competenze, gli "abiti", le attitudini, per saperle gestire.
Come si fa a fare tutto questo?

Seguendo i tuoi talenti, eh sì, questo te lo hanno già detto, è vero.

Pensi di non averne? Ma dai? Ancora, ancora dopo tutti questi millenni sei tra quelli convinti che i talenti siano solo quelli artistici.

Che fatica però ...
Allora vediamo, rimettiamo in ordine subito questo concetto altrimenti non possiamo procedere.
Cosa si intende per talenti?

Io intendo per essi, secondo le mie scoperte, un **DNA METODOLOGICO** grazie al quale l'essere umano riesce a SAPER FARE ciò che razionalmente sa di non sapere.

Insieme al **DNA BIOLOGICO** e ad un altro **ANALOGICO** che gli fornisce la capacità di fare nessi, collegare cose a cose, teorie a pratiche, esso, l'essere umano, apporta valore aggiunto.

In uno dei tre scenari possibili visti in premessa, **solo questo,** darebbe il senso di prosecuzione e progresso!
Diversamente sarebbe un *loop* e sai che noia?

Riassumendo potremmo semplificare questo concetto ... vediamo ... ah sì: sappiamo camminare in modo eretto, ad esempio. I nostri gusti si modificano in base alle diverse circostanze, pur rimanendo sempre "noi". Ma questo come molti altri aspetti di noi li diamo per "scontati". Queste abilità, sono tra le tante che possiamo chiamare "talenti".
Secondo i miei studi, ogni essere umano ne ha in dotazione circa 3.000.
Quindi, smetti di usare l'alibi di non averne ed inizia a fare anche tu.

Usare i tuoi talenti è l'unico motivo per cui sei qui. E se li usi anche bene, non devi tornare,
Insomma, conviene!

Prendi carta e penna ed elenca tutto ciò che da sempre, da quanto eri solo il pensiero di te, sai fare con disinvoltura.

Ecco, questi possono essere tranquillamente i tuoi talenti.

Falli diventare attitudini, ovvero trasporta queste qualità e capacità in ogni gesto della tua quotidianità.

Es.: hai il talento del ballo?

Non vuol dire necessariamente che dovrai fare questo di mestiere, bensì, pensa di entrare in ogni dinamica rispettandone il ritmo, il tempo, le pause, i ruoli. Questa azione si chiama ATTITUDINE, ed è la trasformazione dal "semplice" talento in azione quotidiana.

E quello che si ottiene è la NON INTERFERENZA.

Questa arte te la sa insegnare qualunque talento, anzi, la si raggiunge proprio grazie all'uso maturo di ogni talento che diventa appunto, attitudine.

Proviamo?

Il Talento del RESPIRARE ... ah non sapevi fosse un talento?

Se non lo fosse, come farebbe un neonato a passare dalla placenta, dove non respira, a fuori di essa dove, deve far entrare aria nei suoi polmoni senza che qualcuno glielo insegni?

Eh sì, che meraviglia la conoscenza vero?

Ecco, anche il talento del RESPIRARE ti dà l'attitudine di stare nel ritmo delle cose, a dare spazio e tempo a tutte le parti in gioco.

Facendolo diventare attitudine, ovvero azione quotidiana, anche esso ti fa agire la NON INTERFERENZA.

C'è infatti un momento in cui l'aria entra e deve permeare tutto il corpo, ed un momento in cui l'aria deve uscire poiché ricca di anidride carbonica e tossine. E queste due azioni non interferiscono tra di loro. Se lo facessero, si soffocherebbe o si avrebbe una ipossia e non si prospetterebbe un bel finale. :(

Grazie a questa arte, (l'uso di ogni talento è un'arte) si comprende e si applica un'altra azione importante: l'INTERAZIONE. Perché le tossine e l'anidride carbonica, ad esempio, devono essere filtrate e riossigenate da qualcun altro per non essere dannose.

Respirare dunque esercita l'attitudine del rispetto degli spazi e tempi e dell'interazione, senza interferenza.

Ogni talento che hai agisce secondo queste regole implicite.
Vuoi un altro esempio?

CAMMINARE. Camminare è un talento.

Come fai a sapere in quale ordine mettere i piedi?
Avanzano entrambi indistintamente? Se così fosse, zampetteresti come un uccellino. Si impegna solo uno dei due? In questo caso avanzeresti saltellando e sai che fatica.
Invece no, esse armonicamente, senza interferire nel ruolo dell'altro, si danno un compito, e fanno un pezzo ciascuno. Ma non basta. Per poter realizzare il proprio pezzo, devono chiedere la collaborazione delle gambe, delle ginocchia, di ogni singolo muscolo che faccia alzare l'intero corpo fisico e stare in equilibrio affinché ci si coordini per perseguire la direzione scelta ed i passi siano leggeri e ben piazzati.
Ti basta come esempio di INTERAZIONE senza INTERFERENZA e pure di COOPERAZIONE?

Ora dunque hai compreso che, si diventa interferenti quando non si usano i propri talenti e si tenta invece di somigliare a qualcun altro.
Come se il polpaccio volesse essere rotula, perché gli hanno detto che sarebbe più "di moda".

Ora tocca a te!

Lavora sulle parti di te che *ti piacciono*, *non ti piacciono* e *non riconosci*.

Lì dentro ci sono tutti i tuoi talenti.

Quelli che già usi, quelli che giudichi e quelli che non sai di avere.
Questi appena descritti, più le EMOZIONI e REAZIONI, formano
un "gruzzoletto".

Esso, tutto compreso. È la tua DOTE. Capitalizzala.

CAPITOLO III
TU MI TURBI

Esso, tutto compreso. È la tua DOTE. Capitalizzala.

E qui viene il bello. Capitalizzare, dare valore, e come si fa?
E io che ci sto a fare?
Che sarò tornata a fare?
Pare che ognuno di noi abbia un compito, il mio, è quello di turbare la tua stasi, la tua quiete apparente.

E questo posso farlo attraverso l'innesco delle REAZIONI.
Proprio come un REAGENTE, inserisco degli elementi che possano stuzzicare tutte le tue principali sfere.

Chi ti credi di essere?
Il tuo sentire è reale?
Tutto ciò che hai ti appartiene davvero?
Sei certo che le azioni che stai facendo siano giuste?
In base a quale certezza ti muovi?

Dai su, non stare lì a tergiversare, scrivi subito le reazioni che queste cinque frasi ti stanno suscitando. Ho messo cinque gocce di reagente per far sì che tu possa iniziare a conoscere la tua DOTE, il tuo capitale.

A cosa ti serve?

Ovvio no? Qui oramai ci sei, vedi starci nel miglior modo possibile, evitando il più possibile il rischio di tornare. Che tu ci creda o no, meglio non rischiare.
Quindi, prendi il tuo capitale e vai.
Ma prima CONOSCILO.

Ogni risorsa per poter essere ben amministrata deve essere conosciuta.[6]

Nel conoscerla saprai tutte le sue potenzialità, la sua resa, la sua espansione possibile, il suo sviluppo.

Insomma, è con la tua DOTE che puoi fare un piano.

E con un buon piano potrai certamente uscire da qui senza sospesi.

Senza aver accumulato debiti o crediti.

Ah, non lo sapevi che si deve tornare anche se si lasciano crediti?

Eh, sì, certo (così per lo meno sostengono in molti). Se hai permesso che qualcuno ti usurpasse è anche tua responsabilità. A causarlo sono le tue parti che non riconosci e che pensi di non avere, le quali produrranno reddito per altri senza che tu ne abbia compensi. Questi sono tutti crediti che non hai avuto, e non hai, il coraggio o l'attenzione di esigere. Quindi hai contribuito indirettamente, e continui a farlo, al debito di un altro.

Ah, che pazienza vero?

Allora sbrigati, non perdere altro tempo che già ne è rimasto poco.

Capitalizza le tue reazioni.[7]

Ogni incontro te ne genererà. Ora occorre imparare a non sprecarle. Riconoscere le principali reazioni è fondamentale, ed anziché sfogarle con il primo che capita o a vuoto, si può farle divenire ENERGIA PER FARE.

Cominciamo?

Le principali reazioni che ti suggerisco di riconoscere sono qui di seguito elencate.

LA RABBIA. Equivale a soldoni "suonanti" che ti danno l'energia per fare azioni. Usala per realizzare i tuoi progetti rimasti sospesi.

---

[6]   La misurazione oggettiva delle proprie risorse è data dalle 7AREE DI RESPONSABILITÀ'©, tra le principali scoperte MLBsystem®

[7]   Per imparare a farlo, puoi usare il QUADERNO che troverai in fondo a questo libro.

Evita di continuare a sprecarla contro gli altri, aumenteresti i tuoi crediti e debiti degli altri. Il *loop.*

LA PAURA. Equivale ad un momento di revisione dei tuoi errori. Sono carenze che non hai ancora colmato. Sono debiti che hai verso terzi. Parti di altri che hai fatte tue impropriamente e devono essere riordinate e restituite.
La paura ti invita a fermarti ed usare il tuo tempo per colmare le carenze, riordinare. Non ti ostinare, aumenteresti le carenze e dunque i debiti. Il *loop.*

IL FASTIDIO. Equivale ad un segnale di LIMITE RAGGIUNTO, hai riempito ogni serbatoio, hai preso e dato tutto quello che era necessario, un passo oltre sarebbe uno spreco.

LA FATICA. Equivale ad uno spreco, è la reazione che viene se non hai ascoltato il fastidio. La fatica ti segnala che stai andando verso l'inutile. Occorre dunque cambiare strada.

LA VOGLIA. Equivale alla giusta direzione, ciò che hai voglia di fare, conoscere, perseguire, cela per te il dono nuovo. Se vai in questa direzione scopri altri talenti che vogliono maturare.

LA CURIOSITÀ. Appena si manifesta, è una buona amica. Se la ascolti ti fa scoprire altri risvolti di una stessa realtà. Qui occorre attenzione però. Ogni curiosità non seguita subito, diventerà morbosa e ti condurrà verso l'inutilità. Ovvero, del sapere fine a se stesso. La curiosità sana è come un accendino, serve per accendere la fiamma che fa luce, poi va subito posata ok? Non diventarmi piromane dai...

Cosa dici? Ci riesci? Ri-esci?

Riuscire, uscire dallo stallo in cui sei.

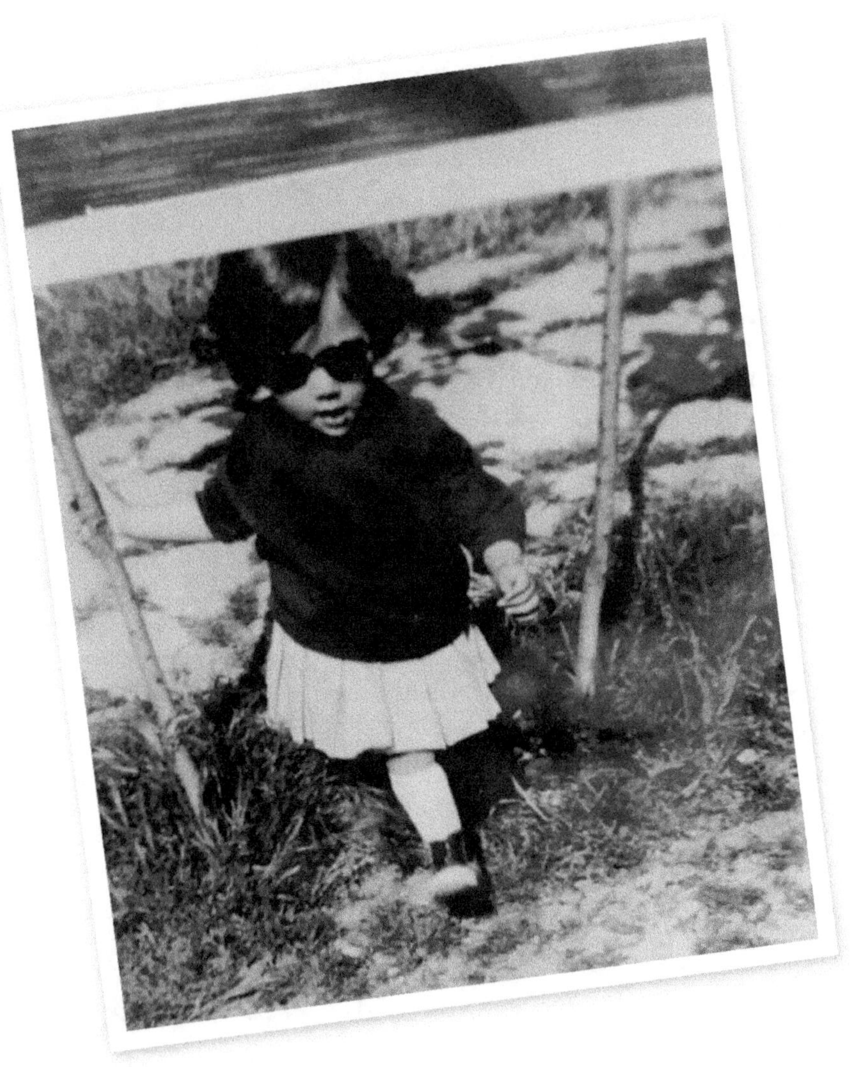

su una cosa si trovarono tutti
improvvisamente d'accordo
desideravano fortemente
discriminare qualcuno

CAPITOLO IV
QUANTO CONTO

Riuscire, uscire dallo stallo in cui sei.

Innanzi tutto, in quale dei tre scenari possibili ti trovi?

Qualsiasi tu abbia scelto è da lì che devi uscire.

Forza forza, veloce, non sostare un attimo in più in quello stagno.
È uno stallo e l'immobilismo è l'antitesi della vita.
Riconosci di essere in uno STALLO se stai provando questi stati d'animo. (quelli descritti della foto che segue)

Da come ne uscirai, dipenderà il tuo valore.

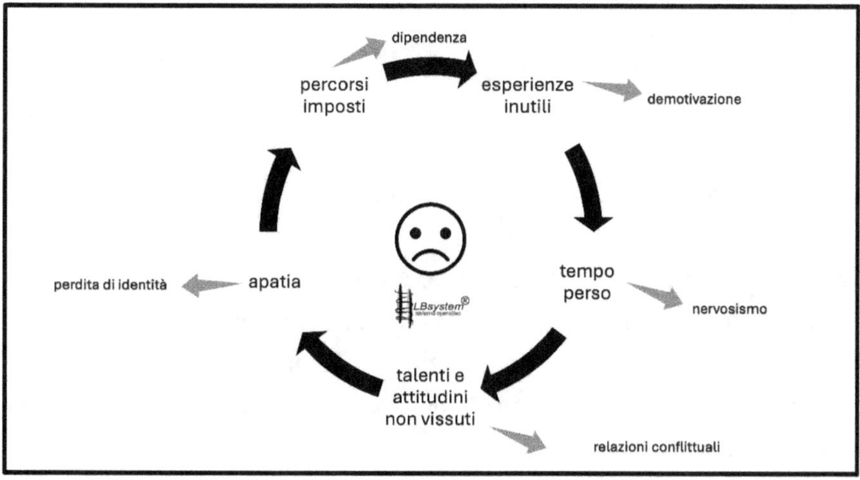

Il tuo valore sarà determinato da quanto sei in grado di calcolare le vie d'uscita dagli stalli.

Quanto conti dunque?

Lo sapevi che calcolare, computare e raccontare hanno la stessa radice etimologica?
Vai a verificare, ti stupirai.

Dunque, quanto conti? Conti in funzione di quanto sai calcolare vie d'uscita, da quante cose hai da raccontare, da portare come valore aggiunto.
Quanto hai da dire rispetto ad una situazione.

Sei qui e non riconosci nessuno?
Puoi raccontare di te e farti conoscere. La crescita avviene sempre grazie all'incontro delle differenze. Magari hai conoscenze che qui mancano. Solo raccontandole e condividendole, puoi uscire da qui.

Sei di nuovo qui?
Può essere che hai lasciato qualcosa in sospeso. Debiti o crediti; sbrigati a sistemarli e potrai uscire da qui. Usa tutte le nuove conoscenze acquisite in questo passaggio e metti in ordine ciò che era rimasto sospeso. Ne uscirai senza un graffio.

Sei qui per dire a tutti che il tempo è finito?
Dirti sbrigati mi sembra una barzelletta, però posso dirti una cosa che sicuramente ti sta sfuggendo. Il Tempo[8] ha una sua vita propria. Si dice sia "Il Generale delle armate della Regina", ascolta solo il femminile.

---

[8]   Il concetto del TEMPO è stato già trattato nel libro IL VIAGGIO DI PENE-LOPE (dell'autrice) ed è una delle scoperte più importanti di MLBsystem®. Il ritmo del TEMPO, grafico che segue, è determinante per comprendere il grado di attenzione che si mette nelle azioni e la durata della FORZA di VOLONTÀ prodotta dal MOTORE MOTIVAZIONALE©.

È un personaggio bizzarro e volitivo.

Comanda un esercito di *onde*, che scandiscono i tempi e i ritmi di ogni gesto. Coordina i passaggi, i crocevia, gli scambi di binario di ogni scelta che si fa.

Ma per fare questo, prende ordini a sua volta.

Obbedisce ad un "ordine delle cose" quasi invisibile, si potrebbe dire persino "naturale".

Quando è che ti viene fame ad esempio?

Quando il tuo stomaco è vuoto, ed è vuoto perché in qualche parte del tuo corpo fisico, c'è un organo che ha terminato le scorte energetiche.

Non sei consapevole di tutto questo e se si attendesse che tu lo fossi, saresti già "altrove".

Qui, in questo *spazio*, agisce il **Tempo**, obbediente ai desideri, alle voglie, al QUI ed ORA, tutte doti del femminile che è in ogni essere. E sul QUI ed ORA non si può discutere, è lo scandire della GIUSTA AZIONE, l'unica possibile per trovare le energie e poter proseguire. E l'energia arriva quando si è portato equilibrio tra bisogni e desideri.

Per dire a tutti che il Tempo sta per terminare, dunque, prova ad usare queste doti presenti in ognuno, quelle del femminile, e ti ascolteranno tutti. Fa, cioè, concentrare tutti sui propri bisogni e desideri. E così si manifesteranno i talenti. Questo velocizzerà il tempo. Così potrai uscire da qui.

In qualsiasi scenario ti trovi, scoperto questo, avrai persino dato valore a tutti coloro che incontrerai e ti lasceranno andare senza trattenerti.

Facile no? No, appunto ... ma è semplice, fidati.

Per comprendere meglio il concetto del tempo, pensa il grafico che segue, come un RITMO.

Esso cambia in modo sia orizzontale, ovvero nell'arco di una settimana, mese, anno, che in senso verticale, ovvero durante una stessa giornata, evento, incontro.

Ognuno ha il suo. Il RITMO del TEMPO corrisponde al RITMO DELL'ATTENZIONE: Questo e il funzionamento del MOTORE MOTIVAZIONALE sono scoperte MLBsystem®.

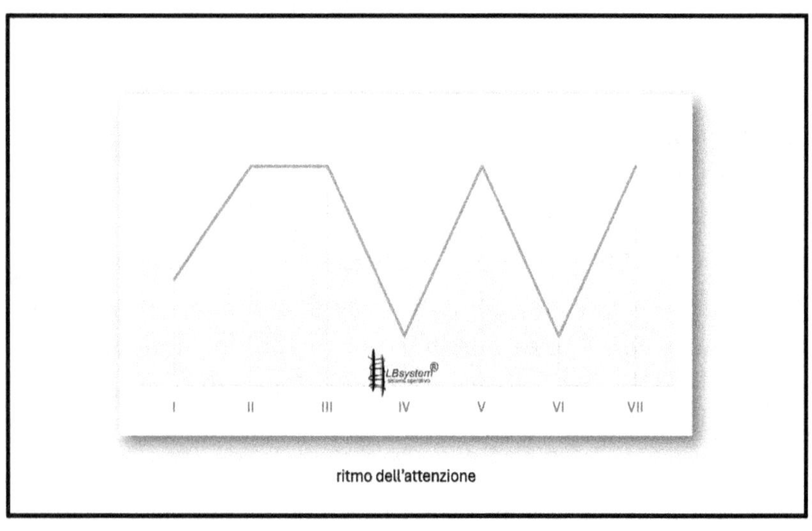

ritmo dell'attenzione

CAPITOLO V
DIRE FARE BACIARE ... lettera testamento

Facile no? No, appunto ... ma è semplice.
Ovvero semplificabile. Dai, prova a fare con me.
Riprendi "*carta e penna*" e procedi.

TEST

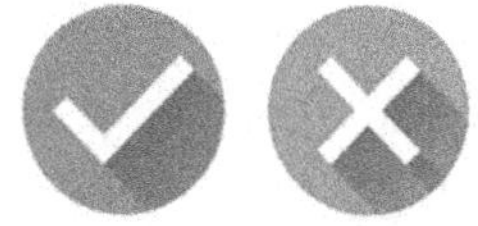

- Incontri gli altri perché non hai null'altro da fare

- Incontri gli altri perché lo fanno tutti

- Incontri gli altri perché attraverso le reazioni che ti provocheranno, conoscerai TE.

Quindi ricapitoliamo, era un tranello.
La risposta giusta è: gli altri sono l'opportunità per conoscere TE, ok? Inutile discutere va bene?
Ci serve questo punto fermo.

Facciamo l'elenco delle cose che hai ottenuto fin qui.

Hai capito l'utilità dell'incontro con gli altri, e niente non è.

Hai capitalizzato la tua DOTE di talenti attraverso le macro reazioni e anche questo non mi sembra per nulla da sottovalutare.

Hai compreso che conti qualcosa, grazie a quanto hai da raccontare.
Su questo ti suggerisco che è sempre meglio raccontare ciò che si è già fatto piuttosto che quello che si ha intenzione di fare.
Te lo dico poi tu fai come vuoi, questo deve essere chiaro.
Anche io voglio uscire velocemente da qui e dunque me ne guardo bene di interferire.

Con tutto quello che hai scoperto fin qui, ora cosa intendi farci?
Eh sì, devi fare, non lo avevi ancora compreso?

La vera uscita sta nel FARE le cose che si sa di poter fare.

Ma il vero apice, se proprio non si vuole più tornare, sta nel SAPER ESSERE ciò che si conosce, e FARE sapendo ciò che si è.

Dai non farti prendere dallo sconforto, iniziamo a fare.

Ma a fare cosa?
Il FARE è una cosa serissima.
Utilizzare i capitali è un atto di grande responsabilità ed implica una capacità di decisione.

Eh sì, perché ora sai che sprecare le risorse vuol dire incrementare i debiti di qualcuno, il *loop*.

Non usarle aumenta il tuo di debito, il *loop*.
Quindi non si possono NON USARE, SPRECARE, RUBARE ad altri.

UUUUUUU, che dilemma.

Quindi?

Come si fa?

Così:

- Prendi il tuo sogno, quello, sì! Proprio quello che tieni nel cassetto da sempre. Guardalo. È ancora lo stesso? Cosa è cambiato? Così come è ora, ti rappresenta? Bene, se ti rappresenta, PRENDILO COSI' come è e scrivilo su un quaderno comperato per l'occasione. Deve essere un quaderno adatto, mi raccomando. All'altezza di quello che ora sai di essere, del tuo valore, di quanto conti ora. Fatto?

- Il tuo SOGNO ti rappresenta, sei tu. Questo è ciò che occorre FARE. Il tuo fare dovrà convergere lì.

- Ogni tua azione, dovrà portare energia ad esso e dunque a te. Quindi ora dovremo individuare tutto ciò che ti occorre per realizzarlo. Bene, scrivi nel tuo nuovo quaderno tutto ciò che ritieni essere necessario. Fatto? Ce lo hai già? Lo devi reperire? Prima di andare a cercarlo devi definire una cosa importante.

- Di questo elenco fatto, quali sono gli indispensabili? Quelli che senza i quali cadrebbe tutto? Ecco, questi, e SOLO questi, sono da reperire.

- Ora scrivi con chi vorresti realizzare questo sogno. Poi chi pensi potrebbe usufruirne. Ora mettici anche chi pensi potrebbe essere infastidito da questo sogno e potrebbe esserti di intralcio. Cosa ne fai di tutto questo? È il cuore di tutto. Sono le relazioni interpersonali, il motivo per cui sei ancora qui. Li incontrerai tutti tuo malgrado, ma ora saprai gestire le dinamiche. Saranno una opportunità di crescita e non di fastidio. Tutti ma proprio tutti.

- Ora scrivi le tue regole, i patti chiari con cui vuoi che si entri nel tuo sogno.

Il mondo in cui vivi inizierà a piacerti di più.

Le persone un po' meno estranee.

I fatti intorno a te inizieranno a prendere significato.

Le cose assurde che vedi, magari sono il risultato di persone che come te, fino a qualche istante fa, non si riconoscevano in questo mondo e agivano imitando gli altri. Cosa ne vuoi sapere?

Ti piacerà un pochino di più ogni giorno, perché lo avrai abbellito tu, FIORENDO.

Avrai apportato il tuo valore aggiunto, il tuo racconto.

All'inizio, sarai un germoglio, poi crescerai. Non sarai perfetto, certo. Vivrai goffaggine, ingombro, potrai senza volerlo urtare qualche animo nel passaggio. È normale. Ci farai sempre maggiore attenzione e diventerai elegante nel tuo essere TE.

Un passo alla volta. E sarà con un passo alla volta che ti ritroverai all'uscita ma con la differenza che avrai soddisfazione nel farlo.

Avrai lasciato dietro di te bellezza e non ti sarà sembrato inutile il passaggio.

Ma ci sarà ancora qualcuno che non ti comprenderà, che ti dirà che il tuo comportamento non è conforme e non si adatta alle circostanze.

Eh sì, potrà ancora succedere, fino a quando non avrai raggiunto la vera disinvoltura.

La disinvoltura è meglio della perfezione, fidati.

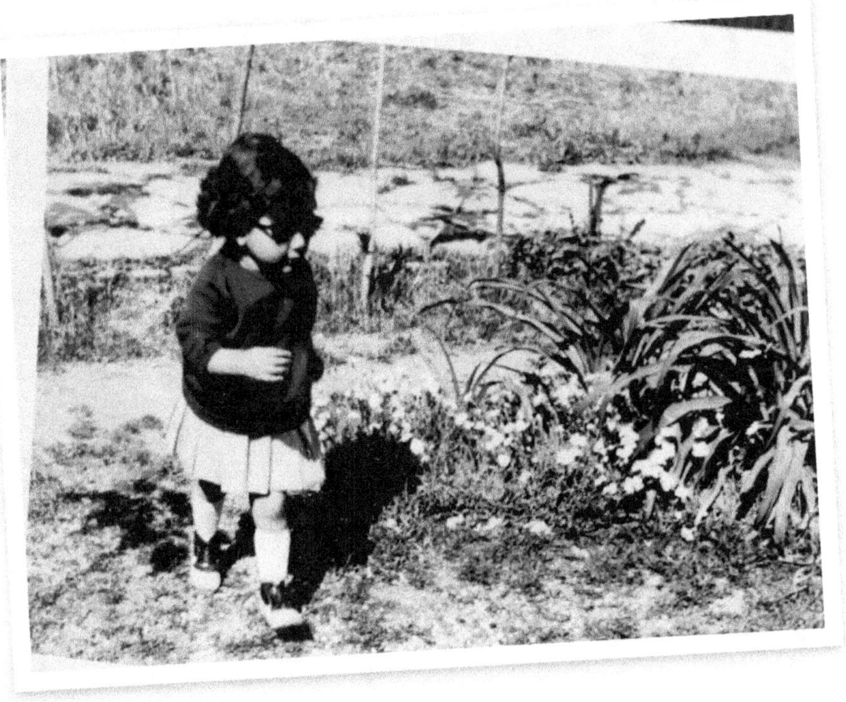

si fidavano delle parole vuote
quelle messe ad arte per confondere
poiché oramai così annebbiati
da non riuscire a vedere neanche
i propri piedi

CAPITOLO VI
NON SONO CIÒ CHE DICI

La disinvoltura è meglio della perfezione, fidati.

Intendo per disinvoltura quella abilità acquisita, di fare le cose senza fatica e senza scomporsi.
Quasi come si avesse una "bacchetta magica".

Perché è grazie ad essa che diminuirai il rischio di urtare le sensibilità altrui e quindi di innescare anche senza volerlo catene reattive distruttive.

Sono queste che ti fanno sentire dentro a prigioni di aspettative e giudizi.
Quelli che senti spesso incombere su di te.
"Non sei quello che credevo fossi", "Mi hai deluso", "Avresti dovuto fare meglio".
E potrei continuare per ore.
È certo che molte delle aspettative e giudizi dipendono dagli altri.
Gli altri, funzionano esattamente come te però, ricordalo ok???
Non per giustificarli, ma siccome sai che funzionano così, ora tu dovrai avere massima attenzione nel non alimentare più le loro parti già scomposte di loro stessi.

Starà a te agire in modo armonico senza interferire e così, diminuirai il rischio ogni giorno di più.
I rischi calcolati sono tutte energie risparmiate che possono essere investite per costruire anziché difendersi e accomodare, _aggiustare_ insomma.

Aggiustare significa arrivare sempre dopo, avendo sprecato tante forze sia perché si è fatta un'azione distruttiva (e non costruttiva), sia perché, per i danni che essa crea, poi occorre fare "qualcosa" che risani le ferite ed i danni.

Ora dunque hai la possibilità di imparare a non generare fratture ... e sai che minor fatica sarà la vita così? Me lo saprai ridire.
Il comportamento è ciò che gli altri vedono di te, ma certo lo sappiamo che lì non c'è la verità di te.
Ma non tutti lo sanno. Vedono il tuo comportamento e così ti etichettano.
È così, è colà ... e tu, non senti mai di somigliare a ciò che gli altri dicono di te.

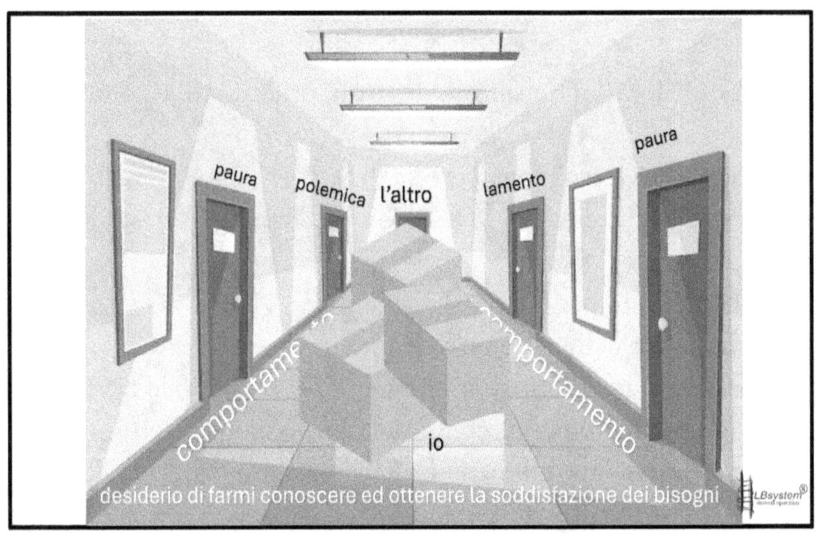

Il comportamento, potremmo immaginarlo come un CORRIDOIO che creiamo per incontrare l'altro. E lì dentro ci sono tante porte e tanti "specchi riflessi".

Ma lo abbiamo detto, siamo tutti uno specchio gli uni per gli altri.

Dunque, nel tuo comportamento gli altri vedono parti di se stessi.

Ciò che giudicano di te è ciò che giudicano di se stessi; ciò che gli piacerà di te è ciò che gli piace già di se stessi, ma poi si annoieranno e se la prenderanno con te.

Sia chiaro, in ogni caso se la prenderanno con te, come tu, fino alla lettura di questo manuale, te la sei presa con tutti "gli altri".

Ciò che gli sembra strano di te è ciò che di se stessi non riconoscono e tu rischi pure di rubarglielo ma... loro sono ignari di tutto questo e quindi, quando si sentiranno svuotati senza comprenderne le vere motivazioni, se la prenderanno con te.
NON LO SANNO ANCORA.
E allora come si fa?
Dovresti regalare a tutti questo sentiero guidato, nel frattempo però è bene che tu sappia che, il comportamento è la sede delle tante maschere che compongono la personalità.[9]

Più tu sarai in grado di usare bene i tuoi ruoli, associati ai tuoi talenti per intenderci, più il tuo comportamento diventerà adeguato e disinvolto e nessuno si sentirà minacciato dalla tua presenza.
Poi, dovrai imparare a DISINNESCARE.
Anziché innescare le reazioni, che sono già in essere a causa della non consapevolezza, dovrai impararlo per non sprecare tu energia inutilmente.

Come si fa?
Prima di tutto inizia a riconoscere i *suoni*.

Ogni emozione crea una REAZIONE, la quale crea o una AZIONE o una OBIEZIONE[10].

---

9   Vedi NOTA1
10   Le OBIEZIONI RICORRENTI© fanno parte delle principali scoperte di MLBsystem®.

Esistono OBIEZIONI RICORRENTI, sempre le stesse, per intenderci, innescate ognuna, sempre dalla stessa causa[11].

Ad ognuna di esse è associato un suono.
Hai capito bene, un *suono.*

Prendiamo in esame le OBIEZIONI RICORRENTI©[12], quelle che abbiamo tutti e che, appunto, ricorrono, si ripetono.

MI VERGOGNO
NON RIESCO (non ce la faccio)
NON MI INTERESSA (non ho tempo)
NON POSSO

Sei d'accordo che queste almeno una volta, una o tutte insieme, si sono presentate anche a te?
Bene, allora procediamo.

Premesso che esse sono "meccanicamente" collegate al funzionamento dei TRE SERBATOI© e che si presentano quando essi non sono in equilibrio, vediamo come riconoscerle dal *suono* che emettono.
Il *suono* è, quindi, un dettaglio importantissimo nelle 5D della comunicazione[13].

Se impari a riconoscerlo, esso ti segnala l'obiezione PRIMA che divenga reazione contro di te.

---

[11]   Le cause delle OBIEZIONI RICORRENTI© sono riconducibili al mal funzionamento del MOTORE MOTIVAZIONALE© e al disequilibrio dei TRE SERBATOI© che lo alimentano, altre scoperte di MLBsystem®.

[12]   L'argomento relativo alle OBIEZIONI RICORRENTI© è molto più complesso ed oggetto di studio in percorsi tecnici. Qui si vuole fornire al lettore solo una infarinatura per un un utilizzo immediato ed apprendere le basi dell'arte del DISINNESCARE.

[13]   Vedi CONTENUTI SPECIALI

Capito a cosa serve?

A DISINNESCARE!!!

- MI VERGOGNO   suona così: *stridore*

- NON RIESCO   suona così: *calore*

- NON MI INTERESSA   suona così: *apatia*

- NON POSSO   suona così: *fuoco*

Prova ad evocare in te i suoni associati a queste parole: stridore, calore, apatia, fuoco.

Ti aspettavi un suono da udire con le orecchie ... eh sì, ci cascano tutti. Tutto suona, e non tutti i suoni sono udibili con le orecchie fisiche. Abbiamo molti altri sensori che ci permettono di udire i suoni.

Pensa che il suono lo incontri anche in uno scritto. È rappresentato dai dettagli che in esso ci trovi, dall'equilibrio che esso ha; dallo spessore del suo contenuto.

La voce, ad esempio, è quella che ti immagini se ci sono dialoghi. Capito? Tutto suona, e non sempre in modo armonico.

Quindi torniamo a noi, prova ad evocare in te, i suoni associati alle parole sopra elencate (stridore, calore, apatia, fuoco) e scrivili qui sulle righe della prossima pagina.

Come DISINNESCARE le reazioni che da esse, le obiezioni, potranno scaturire contro di noi anche se non siamo gli artefici delle reazioni? COSA FARE quando si riscontrano? (es. qualcuno si arrabbia con noi ma non siamo noi gli artefici della sua rabbia).

La vera unica GIUSTA AZIONE è riequilibrare comunque il SERBATOIO che è in disequilibrio e che sta determinando quella obiezione, che ti ricordo essere il contrario di azione.
E già questo dovrebbe aprirti un mondo.

Ripassiamo il processo.

Le emozioni danno energia per mettere in movimento il MOTORE MOTIVAZIONALE©[14]. Esso essendo un motore, è alimentato dai TRE SERBATOI©, facciamo proprio acqua olio e benzina, così ci capiamo.

Se funziona bene, produce forza, conosciuta come FORZA DI VOLONTÀ, la quale spinge da un punto A ad un punto B, usando come mezzi i TALENTI per arrivare a destinazione.
Il contenuto dei serbatoi subirà una combustione, REAZIONE, che produrrà una AZIONE.

Se tutto funziona, sarà così e noi avremo voglia di fare, produrre e otterremo risultati chiamati REALIZZAZIONE.

Le emozioni sono generate dall'incontro con gli altri e tutti vissero felici e contenti. Ci incontriamo, ci inneschiamo reciprocamente emozioni, se non le sprechiamo CONTRO gli altri, esse diventano reazioni ed attivano il motore motivazionale. Viene così prodotta forza di volontà e come conseguenza, VIENE VOGLIA DI FARE.

---

[14]   Il funzionamento del MOTORE MOTIVAZIONALE© è tra le principali scoperte di MLBsystem®

Abbiamo costruito, usato i talenti, senza accanirci contro chi ha provocato le emozioni stesse e provocato indirettamente le reazioni, e quindi le relazioni sono salve.

Ma se qualcosa si inceppa, se un qualsiasi punto di questo processo si aggroviglia, avremo le OBIEZIONI anziché le AZIONI. E le obiezioni ci conducono a scaricare le reazioni sugli altri. Tutta energia sprecata, grovigli, grovigli grovigli, nodi nodi nodi.
E la maggior parte dei grovigli e nodi, sono riconducibili al disequilibrio dei TRE SERBATOI©.

Ascolta ...

MI VERGOGNO
= non mi SENTO adeguato/a

NON RIESCO
= SONO dentro ad un groviglio

NON MI INTERESSA
= non SONO stata/o riconosciuta/o, mi stai proponendo ciò che non mi corrisponde

NON POSSO
= non HO strumenti per fare ciò che mi viene proposto

Hai visto?
Quindi, se ad ogni obiezione rispondi con la GIUSTA AZIONE, il meccanismo si sblocca e il MOTORE MOTIVAZIONALE riparte.
E soprattutto non rischi che la REAZIONE innescata, sia distruttiva contro e te e contro tutto e tutti.

È l'inizio del DISINNESCO.

Ma ciò che devi fare da subito, è mettere attenzione sull'ascolto ,
del tuo interlocutore e di te (non ti dimenticare di te).

Inizia a fare caso al verbo che il tuo interlocutore usa per iniziare
ogni sua frase, ma anche a quello che usi tu quando verbalizzi.

Come inizia la frase?

HO? SONO? SENTO?

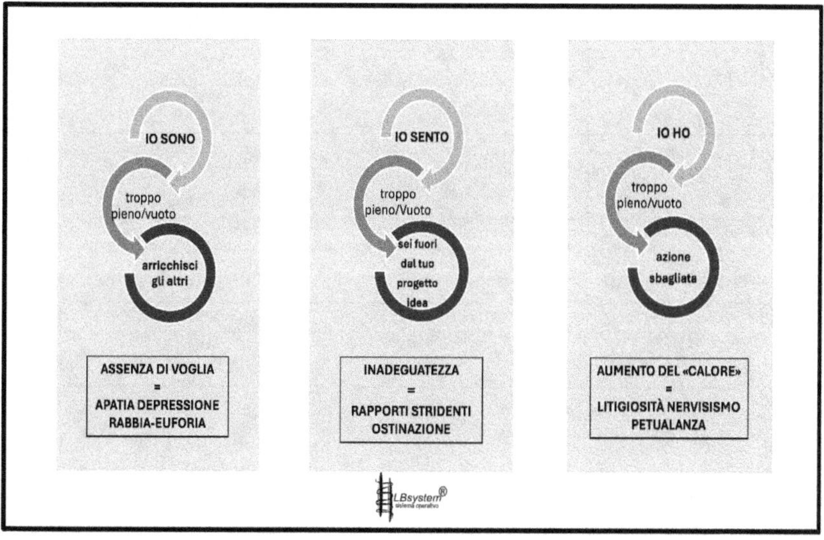

Ecco, stai ascoltando in diretta, quale dei TRE SERBATOI©[15]
necessita di avere equilibrio.
Usa l'accortezza di formulare una risposta che inizi con lo stesso
verbo con cui la frase ha avuto inizio.

---

[15] I TRE SERBATOI (nella foto) rappresentano i tre macro accorpamenti di
cui si nutre il MOTORE MOTIVAZIONALE©.

Questo è un BUON modo di DISINNESCARE.

Prova a fare un esercizio e scrivilo qui sotto.
Prendi nota di cosa accade.

- 40 -

____

____

____

____

____

____

____

____

____

____

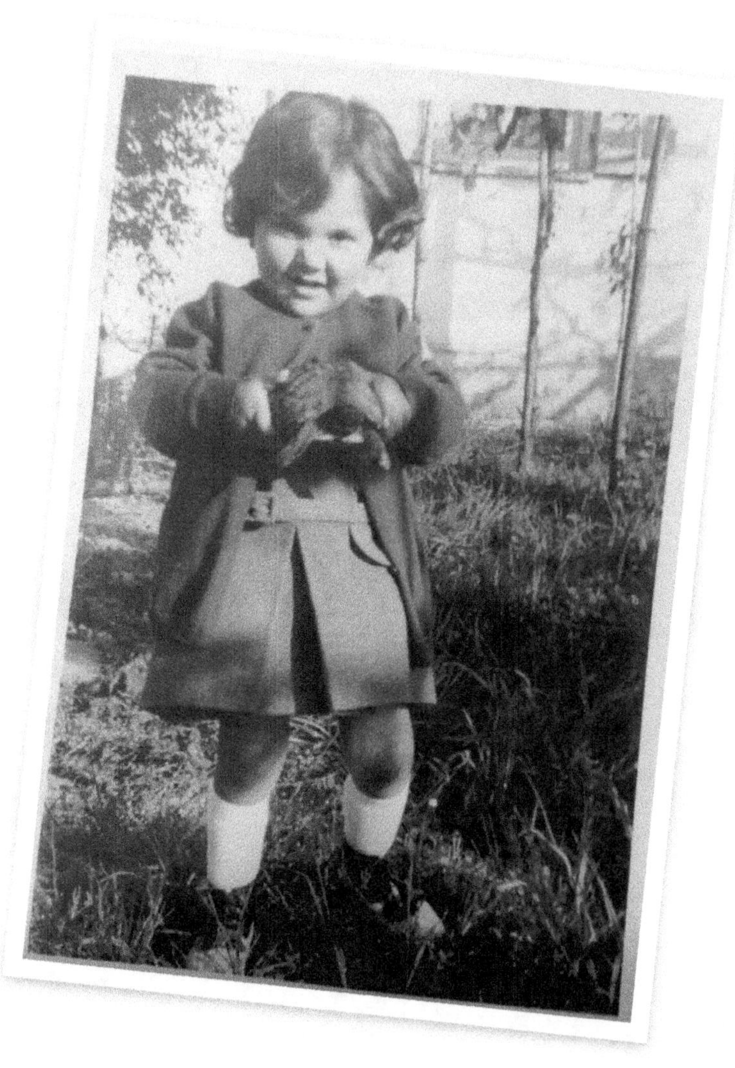

molto più delle travi erano oramai depositate nei loro occhi
nulla era più visibile
accecati dalle proprie convinzioni
udivano solo echi
di voci distorte

CONCLUSIONI

Avrei potuto spiegare tecnicamente ogni singolo passaggio citato.
Potrei farlo anche come epilogo ma non è questa la sede giusta.
I contesti sono importantissimi.

Quindi mi taccerò e, nel caso in te si fosse acceso interesse, potrai
contattarmi e scegliere uno dei percorsi adatti a te.

Intanto però ti sarà sufficiente fare, FARE quello che è tracciato
qui, per avere una qualità migliore della tua vita.

... se fate, mi piacete un pochino di più

LE 5D della COMUNICAZIONE RELAZIONALE

Succede ogni volta!
Ogni benedetta volta che mi trovo a parlare di COMUNICAZIONE, sono costretta a fare una premessa di precisazione e quindi ... dovrò farla anche qui.

Perché mi occupo di comunicazione?

Prima di tutto, quando parliamo di COMUNICAZIONE stiamo riferendoci a ben più del BLA BLA BLA ... ovvero della pura e semplice verbalizzazione.

Poi, se vogliamo occuparci di schemi comportamentali, non possiamo prescindere dall'interessarci di CONNESSIONI.
Già! COMUNICAZIONE vuol dire CONNESSIONE.

E la CONNESSIONE agisce su più piani e livelli.
Quelli da me osservati e rilevati ad oggi, di domani non ho certezza, sono 5 ... CINQUE!

Un essere umano, consapevole o meno, agisce connessioni su cinque dimensioni contemporaneamente.

Ed è proprio questo a dare vita a tutto il caos in cui stiamo vivendo.

La comunicazione è un reticolato di autostrade, strade, stradine, che se non ben organizzato[16], dà vita ad incidenti costanti.

---

[16]   cablaggio

Da questo reticolato scaturiscono sensazioni *che poi* diventano emozioni *che poi* diventano reazioni *che poi* diventano AZIONI o OBIEZIONI[17].

Che fatica vero?

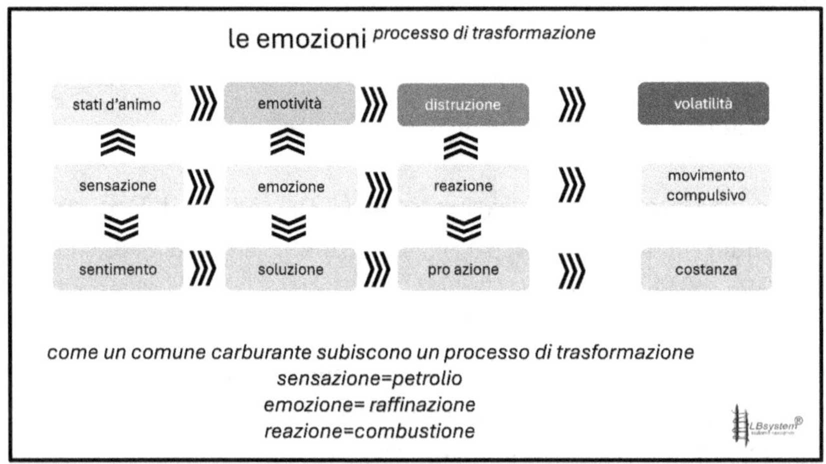

Sì lo è!
Fino a quando non si decide intenzionalmente di divenirne padroni, governanti e gestori, presenti a se stessi e quindi responsabili di ciò che si mette in connessione.
Proprio come essere alla guida di un mezzo di trasporto.

Comunicare in modo consapevole, è come guidare avendo prima preso la patente. Ed ecco perché, me ne occupo!

Proviamo a vedere insieme come si fa?
Se hai deciso di arrivare fin qui, fa un altro piccolo sforzo e via... OK?

---

[17]   La trasformazione delle sensazioni in emozioni e delle emozioni in reazioni che a loro volta danno vita ad AZIONI o OBIEZIONI, è tra le principali meccaniche osservate da MLBsystem®.

E sì che ce la fai! (l'intonazione con cui dovresti leggere la frase che hai appena letto, è con l'accentazione tutta sulla parola **"fàiii"** con accento sulla A, allungando la i finché puoi. Prova a rileggere, l'intonazione in comunicazione è IMPORTANTISSIMA).[18]

Vedi? È più semplice provare a fare che pensare di fare.

Fa dunque con me un passo alla volta e ti ritroverai a comprendere ciò che ti sembrava impossibile da digerire.

Per poter accedere realmente alla 5D[19], prima, occorre imparare a digerire.
Ma per poter digerire, certo stai pensando giusto, occorre prima MANGIARE.

Allora, seguimi nell'analogia.
Se tutto il procedimento comunicativo fosse simile al processo del magiare, digerire, assimilare, distribuire i nutrienti, eliminare le scorie, avere energia, ci troveremmo più o meno così, come troverai descritto nelle prossime righe.

PRIMA DIMENSIONE: DENTRO-DENTRO

Ovvero il "dialogo" interno, che occorre per fare la valutazione del reale fabbisogno delle risorse necessarie.
Si chiama ASCOLTO DEL BISOGNO REALE.

---

[18]   È una delle manifestazioni del suono.
[19]   5D, cinque dimensioni della comunicazione relazionale, per accedervi occorre attivare il PROCESSO DELL'ASCOLTO©. Secondo le scoperte MLBsystem®, l'ASCOLTO è un vero e proprio processo tecnologico.

Quindi prima di ogni cosa, occorre attivare il PROCESSO DELL'ASCOLTO©.

SONO presente a me stessa/o, SENTO ciò che serve dentro e ciò che potrebbe arrivare da fuori, HO lo spazio per immagazzinarlo, HO tempo per poterlo DIGERIRE e TRASMETTERE a tutte le parti che ne hanno necessità, nelle quantità eque e nelle qualità adatte.

Facile no???

NO! Invece NO. Quasi tutti (statistiche ahimè) fanno così:

intanto prendo tutto quello che arriva
poi vedo a cosa serve anche se non ho spazio
tanto di tempo ne ho abbastanza

Ed ecco qua, come in un sol colpo, la comunicazione si ingolfa e quindi, NON entra più nulla, NON esce più nulla, le parole sono vuote e scoordinate, tutti credono di dire quello che sentono, pretendendo persino di essere capiti ed ascoltati.

AH CHE FATICA!
Ma almeno finalmente comprendi perché "**già non mi piacevate prima**" tutti!

Si nasce già con questo processo inceppato.
Occorre dunque farci caso, metterci attenzione (alcuni la chiamano consapevolezza, chiamala come vuoi) e attivare questo processo.
Da qui in poi le cose saranno un po' più agevoli.
Non che risolveremmo tutti i problemi del mondo, ma un buon 40% sì.

Da questo inceppamento dipende infatti il susseguirsi di infiniti equivoci e malintesi che, sommandosi, daranno vita al CONFLITTO vero e proprio. E quando si arriva a questo punto poi, ridurre il rischio è davvero un'impresa eroica.

Dunque, dai, facciamo insieme, mettiti in una posizione comoda e prova ad ESSERCI, a stare in TE.

Fatti aiutare dai tuoi piedi, essi hanno molte funzioni, tra cui quella di tenerti aderente alla realtà.

Fatto? Bene, senti una specie di corrente scendere in tutto il tuo corpo fisico vero?
Ecco, questa è la sensazione di "ESSERCI" che devi registrare e ricordare per accorgerti quando invece, NON CI SEI.

Pensa, parte tutto da qui.
Esserci è come aver preso atto di ciò che manca davvero, il bisogno reale, la corretta valutazione della realtà.
Da qui, si procede alla selezione attraverso *tuuuutti* i sensori di cui siamo dotati (sì, anche tu ne hai, non iniziare a frignare), che avranno il compito (o funzione) di smistare, prima le richieste interne e poi, di generare i nessi o corrispondenze con ciò che arriva dall'esterno, così da procedere alle attribuzioni di pertinenza.

A questo punto sai di AVERE. Hai tutto ciò che davvero ti occorre.

Avrai valutato lo spazio di cui disponi, **capacità**, e il tempo in dotazione per usarle. Tutto ciò che è stato correttamente messo in magazzino, compone le nostre certezze.
La loro quantità determina le nostre capacità (nel senso di unità di contenimento). Il "quanto" di quelle certezze, ci permetterà di

comprendere cosa possiamo fare e fin dove, ovvero quando durerà il nostro impegno. "Fin dove" è la misura del tempo, ossia per quanto tempo sarò in grado di fare quella azione e se sarò in grado di ripeterla. E questa informazione è data dalle *qualità*. È la qualità di una certezza che ne determina il suo tempo di durata.
Un po' come una scadenza di un cibo, dai è semplice.
Più la qualità è "delicata" meno durerà, la sua scadenza sarà corta e dovrò *riapprovvigionarmene*.

Meno è "delicata" più la sua scadenza sarà lunga e quindi durerà di più.

Quello che hai appena letto, è la descrizione di TALENTI ed ATTITUDINI.

Le emozioni sono la forza motrice che muove tutto l'ingranaggio dell'ASCOLTO, della TRASMISSIONE, della DISTRIBUZIONE da dentro a fuori di noi.
Nell'esatto istante in cui si esterneranno si manifesterà la SECONDA DIMENSIONE.
Esse di trasformeranno in reazioni quando ci troveremo ad incontrare gli altri, TERZA DIMENSIONE, e diverranno azione o obiezione quando riceverò qualcosa dagli altri, QUARTA DIMENSIONE.

Solo quando avrò sistemato e imparato a gestire le prime 4D, allora si attiverà la 5ªD.
La 5ªD è la dimensione delle ispirazioni, della conoscenza per evolvere. È quello che immagini come il "mondo magico" che ritieni accessibile solo ai privilegiati.

Bene, non è questione di privilegi, è questione di organizzazione ed ottimizzazione delle prime 4.

Ricapitoliamo ... togliti le scarpe, metti i piedi ben aderenti al pavimento e SII PRESENTE A TE.

Vediamo tutte e cinque le dimensioni, ti sarà più chiaro.

PRIMA DIMENSIONE: DENTRO-DENTRO

Questa è la dimensione interiore, intima, nella quale è importante riconoscere il proprio bisogno reale e pianificare un percorso per soddisfarlo, senza nuocere a se stessi e a nessun altro. È qui che deve attivarsi il PROCESSO DELL'ASCOLTO©.

SECONDA DIMENSIONE: DENTRO-FUORI

Questa è la dimensione dell'esternazione per ottenere. E qui il PROCESSO DELL'ASCOLTO© si estende verso il suo corrispondente segmento: LA TRASMISSIONE.
Solo dopo aver organizzato bene il magazzino di deposito e smistamento delle informazioni, si procede alla TRASMISSIONE verso l'esterno.

TERZA DIMENSIONE: DA ME AGLI ALTRI

Questa è la dimensione dell'incontro con l'altro, l'accadimento della DINAMICA INTERPERSONALE.
Dopo la TRASMISSIONE, accade la DISTRIBUZIONE, la consegna all'interlocutore adeguato. Qui si accende la scelta del **chi, con chi, perché** . Perché proprio con quella persona e non

con un'altra? Affidare pezzi di se stessi a chiunque non sarebbe una buona comunicazione. In questa dimensione occorre scegliersi gli interlocutori per appartenenza.

QUARTA DIMENSIONE: DAGLI ALTRI A ME

Questa è la dimensione del feedback, tanto caro a chi parla di comunicazione, ma dimenticato dai più. Per far accadere questa dimensione occorre avere tempo. Lasciare al nostro interlocutore il tempo di reazioni e risposta. Valutare se quello che ci porta ci appartiene o è destinato ad altri. E qui, rientra in gioco il PROCESSO DELL'ASCOLTO©. Sono presente, mi accorgo attraverso il sentire di ciò che mi viene restituito: ho spazio per accoglierlo? Mi appartiene? Ho il tempo per collocarlo in me, farlo aderire a parti di me per conoscermi meglio e non cadere nel tranello di reagire contro chi mi sta portando questa informazione?
Se la risposta è sì, allora procedo nell'interazione. Così facendo entrerò davvero nella comunicazione relazionale. Diversamente rimarrò nella superficie reattiva, prendendo schiaffi e restituendone più che posso, ***loop***.

QUINTA DIMENSIONE: DA SOPRA A SOTTO

E questa, è la dimensione tanto ambita, quella dalla quale si ricevono le idee nuove, "geniali", quelle mai viste prima.
Quella dalla quale vengono tutte le mie scoperte. Quella che, solo se ci entri con l'animo di un bambino, trovi tutto quello che ti appartiene. Entrare qui è più semplice di quanto pensi.
Su questa, forse un giorno scriverò un altro libro ... o forse sarai tu a scrivere il tuo, perché con animo semplice, ne avrai trovato la strada.
Essa ti si rivelerà, solo dopo che avrai sistemato e abitato le prime 4D.

IL QUADERNO

Usami per capitalizzare le tue reazioni e fissare il tuo sogno ritrovato.

Inizia da qui

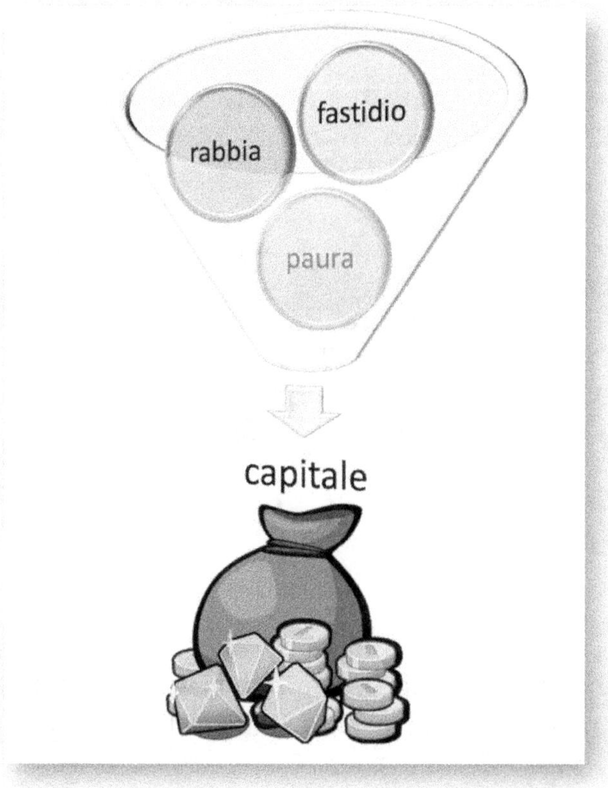

le reazioni inserite sono solo indicative, tu mettici le tue

Solo indicativamente, daremo insieme un "valore" alle reazioni così che tu possa ricordarti che ne hanno uno.

A quelle **ATTIVE** daremo

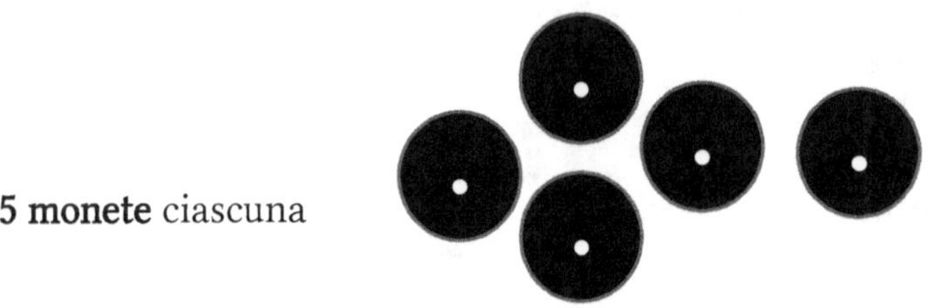

5 monete ciascuna

A quelle **PASSIVE** daremo

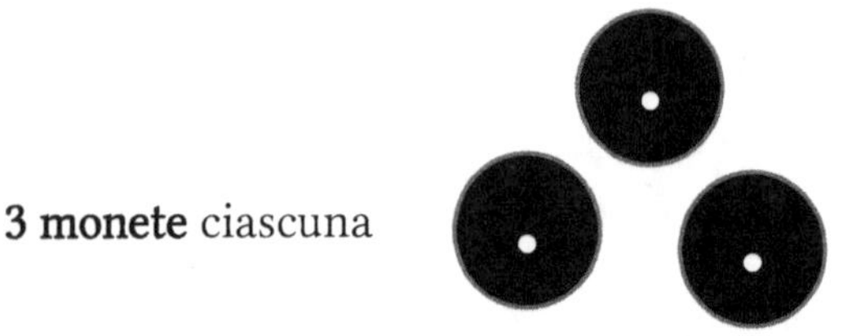

3 monete ciascuna

Chiariamoci!

Intenderemo per ATTIVE tutte quelle emozioni che a loro volta generano reazioni, che a loro volta ci danno la spinta a muoverci.

Es: gioia, rabbia, euforia, eccitazione, irritazione ecc...

Intenderemo per PASSIVE tutte quelle emozioni che generano reazioni che a loro volta, ci danno un fermo, un blocco, una "non azione di movimento".

Es: noia, paura, apatia, tristezza, malinconia ecc...

inizia a giocare

Scrivi qui sotto le tue reazioni	Quante monete valgono?

TOTALE ....

Ogni MONETA produce un Kg di ***forza di volontà***

Quanti Kg di ***forza di volontà*** hai ora?

Scrivi qui sotto i Kg di ***forza di volontà*** che hai ora	Quante azioni puoi farci? Ad ogni Kg associa un ***desiderio***
1 kg	1 desiderio

Ora prendi tutti i ***desideri*** che sai di poter realizzare (la somma di quelli ottenuti nella tabella) e trasformali in un SOGNO.

Scrivilo qui dentro

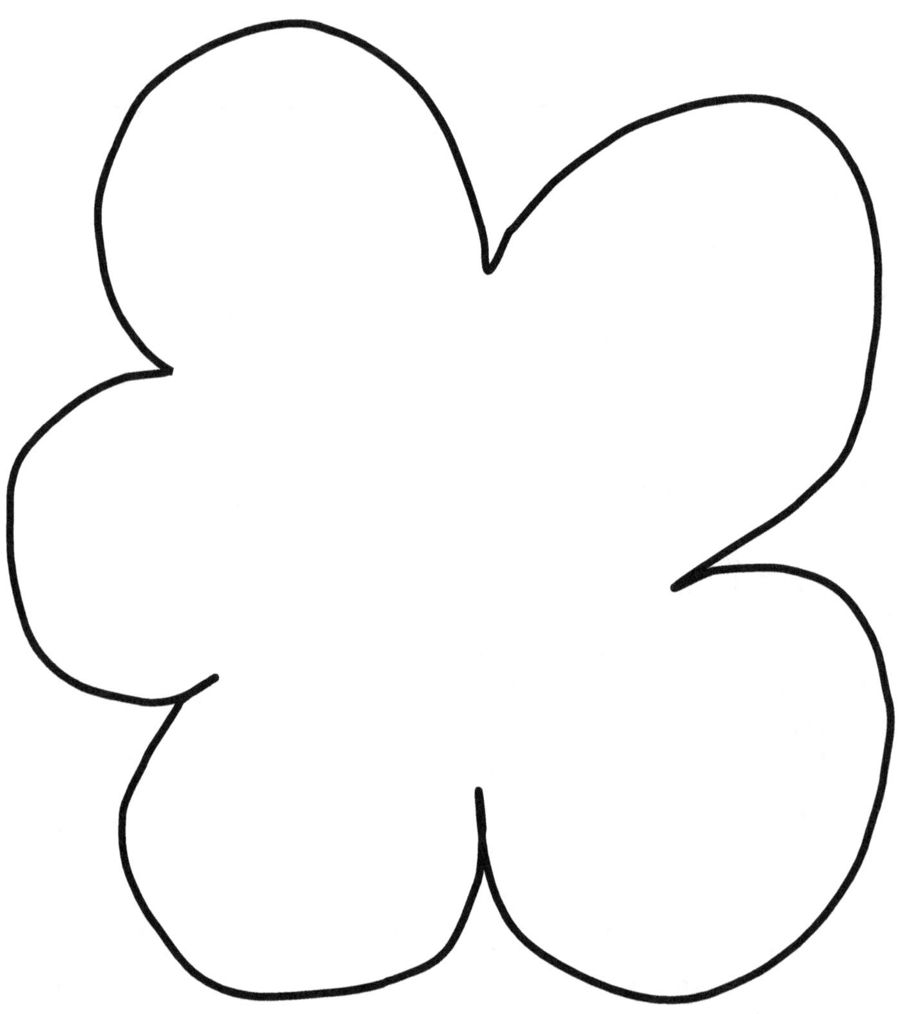

Ammiralo, qui dentro ci sei TU.

Ora scrivi cosa ti occorre per realizzarlo.

Sì sì un elenco, come quello della spesa.

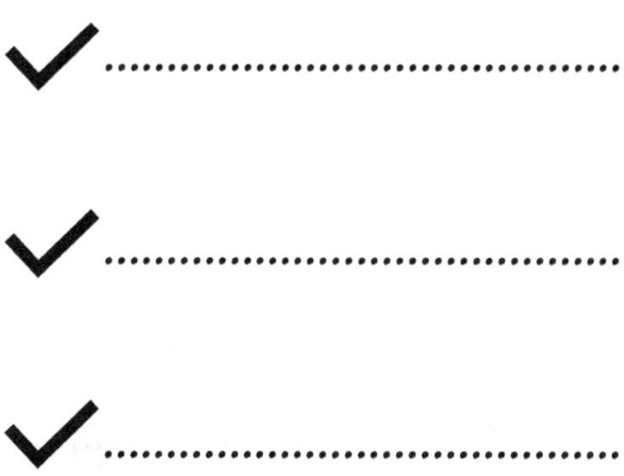

Cosa hai già? Cosa devi reperire?

DEFINISCI SOLO GLI INDISPENSABILI ... al massimo TRE ;-)

Eh sì, sì lo so, il gioco si fa sempre più complesso ma ...
VUOI REALIZZARTI?

ALLORA FIDATI!!!

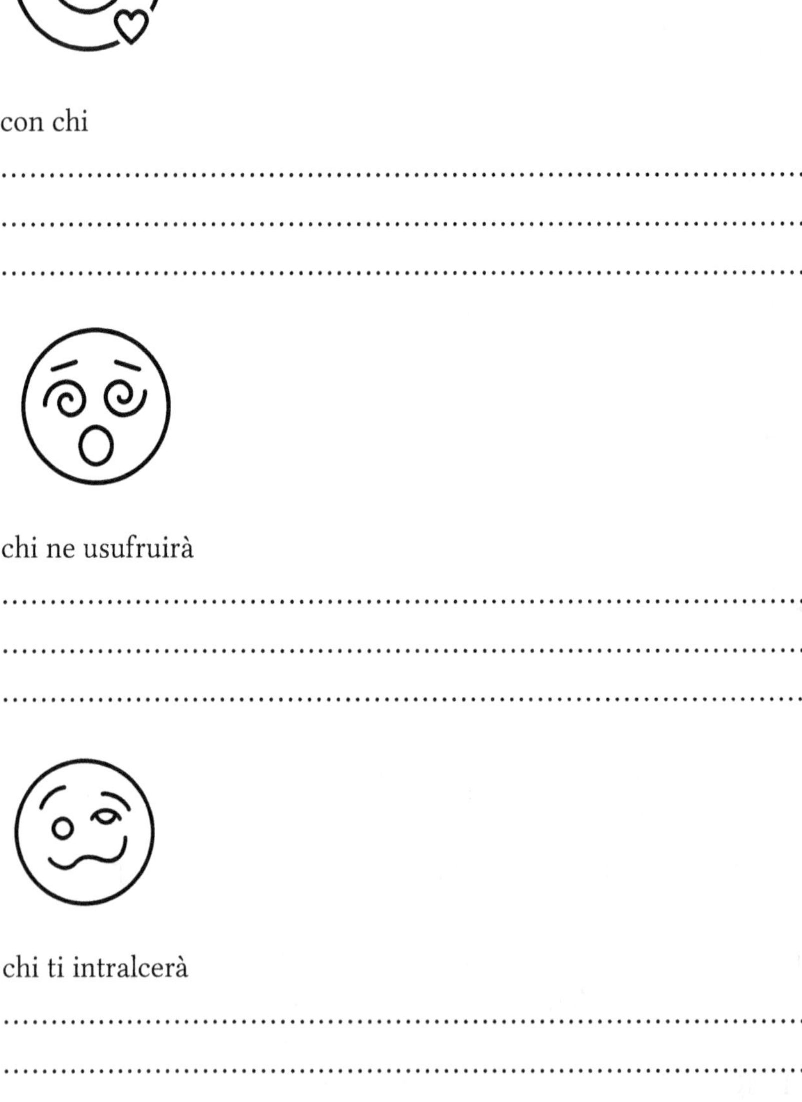

con chi

....
....
....

chi ne usufruirà

....
....
....

chi ti intralcerà

....
....
....

Ognuno di questi ti susciterà REAZIONI.
Evidente!

Tu le prederai
ci metterai accanto 5 o 3 monete
e avrai un *nuovo capitale*
CAPITO?

È così che i sogni diventano *reali!*

Pensa ...
ora renditi conto.

Con le tue reazioni sprecate fin qui
con le onde emotive non governate
lasciate andare donando consensi ad altri
quante persone hai fatto arricchire
che non sono TE?!

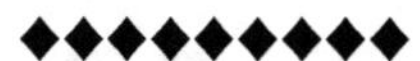

NOTE BIOGRAFICHE

Maria Letizia Borgia

consulente per aziende
esperta di:
- modelli e paradigmi comportamentali
- del singolo e del gruppo
- in ogni tipologia organizzativa
- dinamica e comunicazione relazionale
- strategia e soluzioni aziendali

ideatrice e proprietaria del sistema e metodo   MLBsystem®   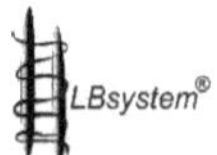

ha scoperto ed insegna:
- il funzionamento del motore motivazionale
- il funzionamento delle 7 AREE DI RESPONSABILITÀ©
- il PROCESSO DELL'ASCOLTO©
- le 5 dimensioni della COMUNICAZIONE RELAZIONALE

si occupa di:
- personalizzazione di strategie comunicative
- pesature e calibrature di progetti
- supporter a *chief* executive

è autrice di:
- Mata, la matita inviata speciale (fumetto interattivo)
- IL VIAGGIO DI PENELOPE romanzo di formazione
- numerosi game formativi
- *dell'iniziativa* M.A.T.A. **Mettici Azioni Talenti Attitudini**

contatti: riuscireadessere.blog

RINGRAZIAMENTI

un simpatico ringraziamento a Mata
tratt-attrice di dinamiche costruttive
che con il suo tratto
suggerisce sempre la strada giusta da seguire
per scrivere nuove e costruttive storie

CHI HA ISPIRATO QUESTO LIBRO

ogni parte di voi e di me
che non mi è piaciuta è stata la vera occasione e spinta a scoprire
tutto quello che poi è diventato
il mio sistema e metodo

ogni parte che non mi è piaciuta di voi
è stata l'occasione
per conoscere parti di me e diventarne amica

ogni parte che non mi è piaciuta di questo mondo
è stata lo stimolo per creare bellezza ogni giorno

tutto questo mi ha ispirata
e per tutto questo ringrazio
in particolar modo la mia pazienza
che mi ha permesso di non perdermi nessun dono

INDICE

parte degli introiti
della vendita di questo libro
vanno a sostegno
dell'iniziativa M.A.T.A.